Insuficiencia renal aguda
Descripción general de la enfermedad
Orientación clínica y manejo en Urgencias

Insuficiencia renal aguda

Descripción general de la enfermedad
Orientación clínica y manejo en Urgencias

Angel Luis Laguna Carrero

Médico Adjunto de Urgencias. FEA Urgencias.
Especialidad Medicina Familiar y Comunitaria.

Margarita Pilataxi Quinga

Médica Especialista de Nefrología.
Facultativa Especialista de área.

© ANGEL LUIS LAGUNA CARRERO
© MARGARITA PILATAXI QUINGA
Insuficiencia renal aguda.
Descripción general de la enfermedad.
Orientación clínica y manejo en Urgencias.

ISBN Libro en Papel: 978-84-685-8534-5

ISBN eBook en PDF: 978-84-685-8535-2

Impreso en España.
Editado por Bubok Publishing SL.

Introducción

La lesión renal aguda es un síndrome clínico caracterizado por una rápida disminución de la tasa de filtración glomerular y la consiguiente acumulación de productos de desecho metabólicos. La lesión renal aguda se asocia con un mayor riesgo de mortalidad, eventos cardiovasculares y progresión a enfermedad renal crónica. La gravedad de la lesión renal aguda se clasifica según la producción de orina y las elevaciones del nivel de creatinina.

Las etiologías de la lesión renal aguda se clasifican en prerrenal, renal intrínseca y postrenal. El diagnóstico preciso de la causa subyacente es clave para un tratamiento exitoso e incluye una anamnesis y un examen físico específicos, mediciones de electrolitos en suero y orina y ecografía renal cuando existen factores de riesgo de una causa posrenal (por ejemplo, varón mayor con hipertrofia prostática). Los principios generales de tratamiento de la lesión renal aguda incluyen la determinación del estado del volumen, la reanimación con líquidos con cristaloides isotónicos, el tratamiento de la sobrecarga de volumen con diuréticos, la interrupción de los fármacos nefrotóxicos y el ajuste de los fármacos prescritos según la función renal.

Las medidas de atención de apoyo adicionales pueden incluir la optimización del estado nutricional y el control glucémico.

Los programas de mejora de la calidad dirigidos por farmacéuticos reducen la exposición a nefrotóxicos y las tasas de lesión renal aguda en el ámbito hospitalario. Los paquetes de atención para la lesión renal aguda se asocian con mejores tasas de mortalidad hospitalaria y un menor riesgo de progresión. Se debe considerar la consulta de nefrología cuando hay una respuesta inadecuada al tratamiento de apoyo y por lesión renal aguda sin una causa clara, lesión renal aguda en estadio 3 o superior, enfermedad renal crónica preexistente en estadio 4 o superior, terapia de reemplazo renal y otras situaciones que requieren experiencia de subespecialista.

La definición de lesión renal aguda se ha modificado en los últimos años y su detección se basa principalmente en el seguimiento de los niveles de creatinina, con o sin diuresis. La lesión renal aguda se observa cada vez más en atención primaria en personas sin ninguna enfermedad aguda, y es necesario aumentar la conciencia sobre la afección entre los profesionales de la salud de atención primaria.

Insuficiencia Renal Aguda en Urgencias

1. Introducción a la Insuficiencia Renal Aguda

La lesión renal aguda se define como la pérdida repentina de la función renal durante horas o días, lo que resulta en la incapacidad de mantener el equilibrio electrolítico, ácido-base y hídrico. Debido al envejecimiento de la población y a la creciente prevalencia de hipertensión y diabetes mellitus, de 2005 a 2014, el número de hospitalizaciones con un diagnóstico principal de lesión renal aguda aumentó de 281.500 a 504.600, y el número de hospitalizaciones con un diagnóstico secundario de lesión renal aguda aumentó de 1 millón a 2,3 millones.

Los pacientes con lesión renal aguda que requieren diálisis renal y otras formas de terapia de reemplazo renal tienen 50 veces más probabilidades de progresar a una enfermedad renal crónica que aquellos que no requieren terapia de reemplazo renal.

Una definición universal y un sistema de estadificación para la lesión renal aguda propuesto por el grupo Kidney Disease: Improving Global Outcomes (KDIGO) fusiona el anterior

RIFLE (riesgo de disfunción renal, lesión del riñón, insuficiencia de la función renal, pérdida de la función renal, enfermedad renal en etapa) y definiciones de la Acute Kidney Injury Network.

En el diagnóstico de la insuficiencia renal aguda (IRA) es fundamental tener en cuenta el perfil clínico del paciente, fundamentalmente si es oligoanúrico o no, el tiempo de instauración de la anuria, y si ha presentado diuresis de forma intermedia, comportamiento del volumen orinado.

La presencia de una insuficiencia renal aguda (IRA) va más allá de los aspectos relativos a la diálisis, siendo una frecuente complicación en los pacientes agudos que supone un estado de vulnerabilidad y de riesgo; esta complicación preocupa especialmente a los médicos de urgencias y los intensivistas debido al grave impacto pronóstico asociado, tanto por el riesgo de muerte como por la necesidad de cuidados crónicos avanzados.

1.1. Definición y Epidemiología

La insuficiencia renal aguda (IRA) se define como la disminución brusca de la función renal que deriva en un fracaso para excretar productos nitrogenados y mantener el equilibrio hidroelectrolítico y el estado ácido básico.

Dentro de las enfermedades renales agudas, la etiopatogenia de las IRA de origen prerrenal (agentes nefrotóxicos) es diversa, incluyendo entre las etiologías la hipoperfusión y sus consecuencias trombóticas, los fármacos nefrotóxicos, los tóxicos ambientales, las alteraciones hemodinámicas originadas en la orina por la compresión intraabdominal y fármacos que los obstruyen, entre otros.

La insuficiencia renal aguda afecta entre el 1-7% de los pacientes ingresados y aproximadamente el 7% en urgencias. Aproximadamente, tienen pérdidas de función renal del 3%. Por encima de la frecuencia de ingreso, está presente en el 1% de las hospitalizaciones estables y hasta en el 30% en el ingreso de urgencia. En el 6% de las urgencias evoluciona a IRA cada año y el 80% de ellas tiene secuelas. En la era intervencionista, la insuficiencia renal se ha consolidado como una entidad clínica asociada con resultados causales y mayor mortalidad, especialmente en estados avanzados de la enfermedad cardíaca y renal.

La etiología más común se debe a un origen prerrenal, continuando las infecciones urinarias y las alteraciones de la función renal como segunda y tercera causa.

1.2. Fisiopatología y Clasificación

Etiopatogenia: El diagnóstico inicial de la insuficiencia renal aguda se basa en el incremento súbito del nitrógeno ureico y de la creatinina: es una molécula orgánica fundamental para el aporte energético a los órganos de la musculatura estriada. La creatinina se fabrica en el hígado, llega al torrente sanguíneo y se filtra en los riñones, y una vez liberada por los túbulos es excretada por la orina en prácticamente su totalidad, por lo que la probabilidad que el aumento de la creatinina sea debido a una insuficiencia renal aguda es alta.

Clasificación Fisiopatológica: hace referencia a los mecanismos de la obstrucción al flujo urinario en el interior del riñón y al mecanismo por el que la obstrucción produce daño del parénquima renal. Anatómicamente tendríamos:

1) Causas prerrenales. La lesión renal aguda prerrenal se asocia con una disminución de la perfusión renal y de la tasa de filtración glomerular (TFG) causada por el agotamiento del volumen intravascular secundario a hipovolemia, vasodilatación periférica, disminución de la presión arterial y deterioro de la función cardíaca que resulta en una disminución del gasto cardíaco.

La sepsis es la causa más común de lesión renal aguda que se observa en la unidad de cuidados intensivos (UCI).

Los inhibidores de la enzima convertidora de angiotensina, los bloqueadores de los receptores de angiotensina y los fármacos antiinflamatorios no esteroides son los medicamentos más comunes que reducen la perfusión renal.

Los riñones activan mecanismos para compensar la reducción de la perfusión renal en un intento de mantener la TFG. Sin embargo, los pacientes con deterioro de estos mecanismos, como aquellos con enfermedad renal crónica, tienen un riesgo elevado de lesión renal aguda.

2) Causas renales intrínsecas. Las causas renales intrínsecas de lesión renal aguda se clasifican según la ubicación de la lesión, más comúnmente el glomérulo o el túbulo, e incluyen las porciones intersticiales o vasculares del riñón. La lesión renal aguda intrínseca requiere una identificación temprana y una consulta inmediata con un subespecializado. Los complejos inmunitarios de enfermedades sistémicas (por ejemplo, glomerulonefritis membranoproliferativa, poliarteritis nodosa) causan inflamación aguda y daño estructural a los glomérulos. La necrosis tubular aguda: la lesión renal intrínseca más común, es el daño a las células tubulares del riñón por causas isquémicas o nefrotóxicas. Las causas isquémicas incluyen períodos prolongados de hipotensión grave, hipovolemia o hipoperfusión de los riñones (por ejemplo por hemorragia, shock, sepsis, cirrosis, peritonitis o infartos) que no mejoran con la rehidratación. Las causas nefrotóxicas incluyen toxinas endógenas y exógenas.

La nefritis intersticial aguda, una causa común de lesión renal aguda, se debe con mayor frecuencia a una reacción de hipersensibilidad a los medicamentos, generalmente un antibiótico o un fármaco antiinflamatorio no esteroideo. También se ha relacionado con los inhibidores de la bomba de protones, cada vez más común, especialmente en personas mayores. Las infecciones causan del 5% al 10% de los casos de nefritis intersticial aguda. Las causas vasculares de lesión renal aguda incluyen enfermedades de los grandes vasos, como trombosis de la arteria renal; embolia; estenosis; y pinzamiento de la arteria renal.

3) Causas postrenales. La lesión renal aguda postrenal se debe a una obstrucción extrarrenal del flujo urinario. Las causas incluyen vejiga neurogénica; fibrosis retroperitoneal; y la carga tumoral del cáncer de vejiga, próstata o cuello uterino. La hipertrofia prostática es la causa más común en hombres mayores.

2. Diagnóstico

La anamnesis y el examen físico son importantes para determinar la etiología de la lesión renal aguda.

La historia puede identificar medicamentos nefrotóxicos o una enfermedad sistémica que contribuye a la función renal alterada. El examen físico debe centrarse en evaluar el estado del volumen intravascular. Las erupciones cutáneas pueden indicar una afección subyacente (p.e. lupus eritematoso sistémico, ateroembolismo/vasculitis) o exposición (p.e. erupción farmacológica que sugiere necrosis intersticial aguda) que conduce a una lesión renal aguda.

NIVEL DE CREATININA SÉRICA. El nivel de creatinina sérica, que forma parte de los criterios diagnósticos de lesión renal aguda, se obtiene fácilmente. Sin embargo, no es un marcador ideal, porque la concentración de creatinina está influenciada por la edad, el sexo, la raza, la masa muscular y la tasa catabólica de las proteínas.

Además, la creatinina sérica es un sustituto de cambio lento de la disminución de la TFG y puede tardar de 24 a 72 horas en alcanzar un nuevo estado estable después de una lesión renal aguda.

DIURESIS. La producción de orina puede ser difícil de evaluar con precisión debido a errores en la recolección y documentación. La creatinina sérica o la producción de orina se pueden utilizar para el diagnóstico de lesión renal aguda, aunque los pacientes que cumplen con los criterios de diagnóstico para ambas tienen un mayor riesgo de mortalidad debido a la terapia de reemplazo renal y la hospitalización.

ACLARAMIENTO DE ORINA. Es una medida directa de la tasa de filtrado glomerular, y las pruebas seriadas de depuración de creatinina proporcionan una evaluación más eficiente y precisa de la función renal que las pruebas de creatinina sérica. La depuración de creatinina se puede realizar en períodos de recolección de una a 24 horas, aunque tiempos de recolección más prolongados aumentan la probabilidad de errores.

ANÁLISIS DE ORINA. El análisis de orina en combinación con la microscopía de orina proporciona información sobre la ubicación y la causa de la lesión renal aguda.

Evaluación Clínica y Diagnóstico Diferencial

Alrededor del 50% de los pacientes fallecen si tienen que someterse a diálisis, y algunos de los no dializados, debido en parte a la falta de identificación del problema, no realizan los ajustes terapéuticos adecuados o no tienen las perspectivas suficientes de lo que es seguro que puede ser la realización de la diálisis y los beneficios del tratamiento. A eso debemos añadir que las peculiaridades ambientales y la posibilidad de atención primaria limita los opción de diálisis peritoneal y el acceso a trasplante renal, siendo la diálisis una única opción practicable en muchos de los trópicos latinoamericanos.

Es esencial un diagnóstico correcto tanto de la enfermedad causante de la insuficiencia renal aguda (IRA) como los trastornos de base que su presentación puede revelar.

2.1. Historia Clínica y Examen Físico

De la historia clínica y examen físico se desprenden los siguientes hallazgos clínicos característicos o sugestivos de insuficiencia renal aguda:

1) Factores predisponentes o precipitantes: hipotensión intensa, shock o sepsis. Uso de medicamentos (aminoglucósidos, anfotericina, cisplatino, antiinflamatorios no

esteroides, inhibidores de la enzima convertidora) o líquidos de contraste u otros medios de diagnóstico de imágenes. eshidratación. Cirugía mayor. Trasplante renal reciente. Neoplasias. Embarazo.

2) Signos de diferentes formas de acidosis:
- Acidosis metabólica (anión gap aumentado, acidosis con tendencia hiperclorémica). Mayor severidad de acidosis metabólica en presencia de hipotensión.
- Acidosis respiratoria con hipoxemia grave: suelen acompañar a los pacientes con insuficiencia renal aguda asociada con compromiso de otro órgano (insuficiencia hepática, colitis, neumonía); en ocasiones se presentan únicamente con cianosis o disnea en reposo.

3) Confusión mental, letargo, trastornos de sueño, irritabilidad, encefalopatía urémica.

4) Signos que sugieren origen obstructivo de la disfunción renal (cuadro clínico de obstrucción urinaria): poliaquiuria, disuria con dificultad importante para iniciar chorro de orina (stranguria), tenesmo vesical, hematuria, dolor lumbar, masa abdominal.

5) Signos sugestivos de poliglobulia (eritrocitosis) secundaria a elevaciones crónicas de eritropoyetina.

2.2. Pruebas de Laboratorio y de Imagen

En la insuficiencia renal aguda, la hiponatremia es un hallazgo común y depende del tipo de insuficiencia renal (IRA). Su emergencia deberá determinar la severidad de la IRA (IRA Pre-Renal, IRA Intrínseca, IRA Post-Renal).

La hipernatremia puede estar presente hasta en el 20% de pacientes con insuficiencia renal aguda. La diferencia entre las natremias pre-renal y post-renal podría ayudar ante una historia clínica no muy clara.

Los índices urea/creatinina y urea excretada/creatinina disminuidos nos orientan a la sospecha de una enfermedad renal aguda secundaria a disminución en el volumen circulante efectivo o aumento en la producción de urea por deshidratación. Las hiperfosfatemias son significativas y requieren un aumento del 20-40% de los niveles séricos para su detección, por lo que de manera aislada no son muy útiles.

Además de diagnosticar la IRA, recordemos que nuestro paciente seguirá teniendo otras patologías asociadas y se deben estudiar para tratarlas adecuadamente. Entre las más importantes y frecuentes, se encuentra la IRA hiposecretora asociada a hiponatremia y acidosis metabólica hiperclorémica.

La insuficiencia renal aguda (IRA) termina con el trastorno de la homeostasis ácido bicarbonato con sensibilidad elevada a los potenciales causales de la IRA misma o de la patología subyacente. También es útil la información provista por las diferentes pruebas con radioisótopos, las cuales están indicadas en casos de obstrucción urinaria e incontinencia extrabasal a la exploración radiológica. **El examen de imagen por ultrasonido (US) es muy costo efectivo y es el método generalmente de elección para valorar el tracto urinario en urgencias.** El 90% de los errores diagnósticos en casos de obstrucción ureteral se cometen al no ordenar o mal interpretar las pruebas de imagen por ecografía.

3. Principios Generales del Tratamiento en Urgencias

En general, el médico de urgencias se encuentra ante el tratamiento de una insuficiencia renal aguda que puede ser prerrenal, renal o por fallo de reabsorción tubular. La prioridad del tratamiento es la identificación del tipo de insuficiencia renal aguda e iniciar medidas terapéuticas rápidas y efectivas.

En cualquier caso y sin entrar en detalles, en función del tipo de tratamiento que se inicie, la valoración de la respuesta de tratamiento (diuresis, mejoría de marcadores analíticos) debe orientar sobre el diagnóstico originario del IRA. A veces, es difícil encontrar un agente causal, existiendo casos de insuficiencia renal aguda multifactorial, debido a diferentes agentes estresores renales que actuarán de forma sinérgica dando lugar al cuadro de insuficiencia renal aguda.

En los casos en los que no sea posible, por la urgencia de la situación en cuestión, identificar la causa de la insuficiencia renal aguda, y atendiendo a la potencial gravedad y mortalidad de la misma, deberá iniciarse tratamiento empírico orientado por el riesgo más probable, si lo hubiere, con la finalidad de evitar el agravamiento de la situación.

La mayor parte de las insuficiencias renales agudas de origen prerrenal deberían corregirse con facilidad (cuando la causa es hipotensión, por ejemplo) y el daño renal en la mayoría de los casos debería ser reversible; por ello, en los primeros pasos de nuestra actuación, cuando nos encontramos con un cuadro de principal origen prerrenal, deberíamos intentar identificar las posibles causas que estén causando lo que llamamos un fallo circulatorio renal, corregirlas y mantener de forma eficiente el gasto renal evitando lo que se conoce como "lesión renal prevenible".

Esta identificación y solución lo más precoz posible del problema es lo que conocemos como "pre-RRT", todo lo que podamos hacer para evitar o postergar la hemodiálisis.

3.1. Manejo Hemodinámico y de Fluidos

El soporte del deterioro orgánico se inicia en general con la revaloración de la volemia. La caída de la volemia será compensada por el sistema cardiovascular a fin de mantener el aporte de sangre a órganos y sistemas. Esa compensación va a conllevar inicialmente la respuesta simpática con aumento de la FC, contractibilidad y resistencias (fenómeno compensador de Young). En el tiempo, si no se restaura la volemia, esta "compensación" se agota (descenso de pH).

El escenario que precipita al paciente a la insuficiencia hemodinámica general se encuentra compuesto de varios factores desencadenantes, entre ellos el equilibrio puede alterarse por una disminución del retorno (insuficiencia derecha), disminución de la capacidad de carga del ventrículo izquierdo (insuficiencia izquierda) o una mala conducción de la carga en el árbol vascular (sepsis). El cuadro más frecuente a nivel prehospitalario, pero también hospitalario, se produce asociado a situaciones fisiológicas intentando mantener la homogeneidad del perfusión que es el cálculo de Shock. Se produce ante: 1. Disminución del volumen intravascular debido a sangrados, vómitos, sudoración, pérdida de agua libre (diuresis osmótica, diabetes insípida central, tirotoxicosis y uso de medicamentos), hiperventilación, etc. 2. Insuficiente retorno venoso desde un desequilibrio de la precarga: aumento del tono simpático, disminución de la volemia y del tono venoso o disminución del retorno venoso por fenómenos mecánicos, compresión aórtica, pesantez, etc.

3.2. Corrección de Trastornos Electrolíticos

De forma general, los trastornos electrolíticos se instaurarán de manera lenta, con los métodos adecuados que nos proporciona las fórmulas encontradas en la bibliografía. En el manejo de estos pacientes resulta indispensable las actitudes terapéuticas generales para la corrección de trastornos electrolíticos. Las concentraciones de electrolitos más utilizadas para corrección de los trastornos son: sodio 0,9/0,45%, potasio 20 mmol/1/10/30, bicarbonato sódico 1000 ml de sodio bicarbonato 1,4%, 1300 ml de suero fisiológico y cloruro cálcico.

Los trastornos electrolíticos constituyen una complicación frecuente en los pacientes con insuficiencia renal aguda (IRA). Ello se debe a la distinta capacidad de la función renal para su excreción, al amplio abanico de causas de la IRA y a la variedad de diferentes situaciones fisiopatológicas a nivel celular, que determinan las distintas presentaciones clínicas. Los trastornos electrolíticos asociados más frecuentemente al fracaso renal agudo son: hipervolemia, hiperpotasemia, hipocalcemia, hipofosfatemia, hipernatremia y acidosis metabólica. La corrección debe ser siempre gradual y, en ocasiones, el patrón de corrección ideal de los mismos es desconocido. En general, el tratamiento de los pacientes con IRA y trastornos electrolíticos requiere el mismo abordaje que el de los pacientes con manifestaciones similares pero con función renal normal.

4. Tratamiento Específico según la Etiología

4.1. Insuficiencia Renal Aguda Prerrenal

Una de las principales causas de IRA es la deshidratación, ya sea por disminución del aporte hídrico, como en pacientes con patología psiquiátrica, o aumento de las pérdidas, caso de paciente con diarrea grave. Como en todas las IRA prerenal, será primordial la identificación y anulación del factor responsable: retrovíroticos, antiinflamatorios no esteroidales u otros. Junto a la reposición hídrica, existe un consenso a favor de la reposición parenteral de sodio para iniciar el proceso de recuperación del volumen vascular, en función del grado de hiponatremia existente.

Debe tenerse en cuenta especialmente el deterioro de la función renal y la posibilidad de sobrecarga hídrica con posible aparición de IRA secundaria, si el grado de deshidratación es muy importante.

La administración tentativa de volumen puede realizarse mediante una prueba diagnóstica y terapéutica mediante la inyección de una sobrecarga de solución salina al 0,9% de 500 ml/30 minutos en pacientes renales crónicos.

Se inicia en presencia de un déficit de volumen extracelular. Idealmente, el tratamiento se inicia por vía oral salvo en casos graves en los que duplicaremos la dosis y/o lo i.v., o con nula tolerancia digestiva (vómitos incoercibles, íleo). Primero corregiremos los factores que empeoran o intensifican la situación de hipovolemia relativa o real: cese de fármacos tipo diuréticos, antihipertensivos sin restricciones en las indicaciones especiales.

En primera instancia de administración, si debe usarse fármacos, debemos elegir la vía más rápida y concentrada según la situación. Evitamos las asociaciones (si no las hemos considerado) en primera instancia. Propiamente, no existe un fármaco perfecto según vía de administración.

4.2. Insuficiencia Renal Aguda Intrínseca

La terapéutica se basa inicialmente en la suspensión de los agentes potencialmente nefrotóxicos y en la rehidratación. Puede plantearse el uso de diuréticos si concurren signos de sobrecarga de volumen, pero la hábil monitorización y fluidoterapia suele ser suficiente. La diuresis forzada no parece tener ventajas, tratarse de una forma de fluidoterapia agresiva y puede empeorar la situación del enfermo. Suelen recomendarse diuréticos del asa, por la utilidad de estos fármacos en la aceleración de la reparación del daño.

En varios estudios experimentales del trasplante renal en modelo animal, se ha demostrado que los diuréticos del asa pueden ser beneficiosos para prevenir la lesión renal isquémica o mejorar las tasas de filtración glomerular.

Entre los diferentes fármacos antihipertensivos utilizados para el control de la hipertensión arterial, destacan por su frecuencia de uso los IECAs y los bloqueadores de los receptores de la angiotensina II. La combinación de ambos antihipertensivos es más frecuente y probablemente se deba a la influencia de estudios clínicos que han demostrado su efectividad en diferentes escenarios, aunque existe miedo a la potenciación de los efectos secundarios. El efecto natriurético de ambos antihipertensivos parece resultar beneficioso en el control de la hipertensión arterial (HTA) y en la prevención de la progresión de la enfermedad renal.

La farmacocinética de los diuréticos tiazídicos también se encuentra modificada, con aparición de hiponatremia dilucional, hipoalteremia e hipopotasemia. En los pacientes trasplantados renales, el bloqueo cálcico no debe usarse de forma conjunta con la ciclosporina, por el riesgo de nefrotoxicidad y aparición de dislipemia.

5. Manejo del Paciente con Insuficiencia Renal Aguda

La enfermedad renal crónica ha demostrado ser un factor independiente de mortalidad en el paciente crítico, no sólo por sí misma sino por ser parte de una enfermedad sistémica que afecta en cierta medida a la acción del riñón. En la insuficiencia renal aguda de etiología prerrenal, la instauración hoy por hoy del tratamiento prehospitalario es prácticamente imposible en la mayoría de los supuestos por carecer de pruebas de laboratorio directas. Tendríamos que guiarnos por la anamnesis para establecer el tratamiento (deshidratación, pérdida hemática, etc.), pero queda muy limitado, por lo que deberemos trabajar en entrevista con el paciente o sus familiares al inicio del tratamiento.

A modo de resumen y teniendo en cuenta la gran variedad de casuísticas clínicas ante desencadenantes posibles de IRA, recomendamos:

En especial en Urgencias, vigilar cualquier desencadenante de IRA para actuar lo antes posible si ocurre, sobre todo en pacientes con factor de riesgo para insuficiencia renal aguda sobrevenida.

Utilizar la clasificación RIFLE o AKIN para determinar la IRA lo más precozmente posible, para actuar de manera eficiente y coordinada, sobre todo si comienza en Unidades de Urgencias y posteriormente llega a Unidad de Cuidados Intensivos/Coronarios o Intermedios. En la fisiopatología de la IRA, actuar lo antes posible con el fármaco adecuado.

5.1. Cuidados en la Unidad de Cuidados Intensivos

Mantener una PaO2 de 60 mmHg o una SatO2 >90% y perfusión tisular. Se pueden ayudar con oxígeno suplementario a través de cualquier dispositivo. El uso de la vasopresina está desaconsejado en el tratamiento de insuficiencia renal aguda.

Hidratación: administración de todos los líquidos necesarios para reponer las pérdidas, mantener un buen estado de hidratación y prevenir los efectos de la obstrucción tubular.

Evitar una reposición rápida de líquidos en concentraciones con hipernatremia con el riesgo de edema cerebral. En caso de reposición muy rápida, administrar manitol u otro diurético osmótico a dosis de 1 a 2 g/kg durante 30-45 minutos.

Es imprescindible para el médico de urgencias la colaboración con la UCI si se planifica un traslado a su servicio.

6. Complicaciones y Pronóstico

En cuanto a la prevención secundaria, se ha visto que el uso de soluciones coloides, como la solución de adenina (ADN) y dextrano, acelera el restablecimiento del volumen intravascular, mejora la perfusión renal y también incrementa la diuresis. Ya que la mortalidad evoluciona en forma inversa al volumen de orina, se deben dar soluciones que aumenten la osmolalidad de la orina, evitando soluciones hipotónicas que produzcan sobrecarga de volumen.

La dosis efectiva de solución de adenina (ADN) es de 20 ml/hora administrados mediante dosis intermitentes. No afecta la presión sanguínea en sujetos normotensos, produce vasodilatación y disminución de la resistencia arteriolar renal (RAR) en el área corticomedular, además de disminuir la reabsorción tubular de sodio, llevando finalmente a una natriuresis. El dextrano es un polisacárido amorfo que se degrada con menor rapidez en el organismo que la sacarosa o la fructosa. Su viscosidad es inferior a la del plasma e incrementa la perfusión intraluminal por disminución de la resistencia arterial y, además, su producción de diuresis es competitiva al desplazamiento del plasma.

6.1. Complicaciones Agudas

Agotamiento del espacio vascular, arritmias cardíacas por hipo o hipercalemias, hipotensión arterial, hipervolemia congestiva, infección nosocomial, alteraciones del equilibrio ácido-base (acidosis o alcalosis), alteraciones del equilibrio hidroelectrolítico (hiponatremia, hiperpotasemia, hipercalcemia e hipofosfatemia) y alteraciones de la función de otros órganos por la situación inicial (por ejemplo alteración de la función cardíaca en un paciente con insuficiencia cardíaca congestiva severa previa). Hay que prevenir la sobrecarga hídrica en estos pacientes.

Los síntomas y signos de hipernatremia o hiponatremia pueden ser confundidos con los secundarios a la enfermedad subyacente, por lo que la medición periódica de los niveles de sodio en suero es fundamental. La administración de cloruro de amonio para la alcalinización de la orina de un paciente con baja natremia en el contexto de una acidosis hiperclorémica conocido como síndrome absortivo debe evitarse en nuestro medio, donde predomina el déficit iónico (Na), ya que empeorará más la situación.

Requerirá observación estrecha especialmente en todos los pacientes con IRA que presenten Estadio II de la sepsis (hipotensión), SRIS con al menos dos criterios de disfunción de un órgano, IOT, pacientes con riesgo vital por hiperkalemia (K+ > 6,5 mEq/ml) o por sobrecarga hídrica severa con insuficiencia respiratoria secundaria.

Los casos con vasodilatación periférica severa (daño hepático o transfusión sanguínea masiva) acompañada de oliguria pueden requerir tratamiento específico: dopamina o noradrenalina periféricamente y vasopresina como tercer escalón.

Cualquier tratamiento deber ser realizado con una monitorización adecuado y seguimiento estrecho del paciente para tomar decisiones y modificar conductas en caso de ser necesario; cualquier variación en la evolución clínica del usuario debe guiar la conducta terapéutica.

6.2. Factores Pronósticos

Es fundamental el conocimiento de los factores predictores de mal pronóstico para tomar decisiones diagnósticas y terapéuticas con el paciente y familia, establecer un plan terapéutico y multicultural intervenir desde el primer momento.

Estratificación Pronóstica

- **Factores relacionados con el paciente**: Edad, Sexo, Enfermedad subyacente (ORL, DM, Insuficiencia Cardíaca), Comorbilidad (cáncer, EPOC, etc.)

- **Factores de presentación**: Síndrome anúrico, Hipotensión persistente, Sepsis, Causa, Gravedad de causa (insuficiencia cardíaca, Hipovolemia).

- **Factores analíticos**: Creatinina o Urea alta, Duración de la elevación, Tipo de elevación (Rápida, Lenta).

Papel fisiopatológico de la urea: La urea soluble de fácil filtración, ingresa rápidamente en la célula y de manera equitativa con otros solutos (equilibrio osmótico). No posee efecto tóxico a nivel vascular pero aumenta la tensión osmótica, ocurre pérdida de agua intracelular con posible desarrollo de deshidratación intravascular. La Urea también tiene efecto estructural a nivel tubular pudiendo condensar y condicionar su fisiológico escurrimiento. Durante años la urea se desestimó como tóxico y su eliminación fue el objetivo más importante, hoy conocemos la importancia de su acumulación como factor de toxicidad.

7. Consideraciones Éticas y Legales

Dichas consideraciones las dividiremos en atención al paciente con fracaso renal agudo, a su familia y a la toma de decisiones. Actuaremos siempre con el consentimiento del paciente, salvo en caso de riesgo vital, urgencia quirúrgica o si éste no lo puede autorizar. En cuyo caso, suplirá la autorización el guardador del enfermo, el responsable del centro o por una autorización judicial. Prescribiremos los tratamientos según la indicación terapéutica y evitaremos los que no lo tengan. En cuyo caso, sería una responsabilidad del médico que podrían llevar aparejada una mala praxis penal, civil o administrativa y nos atendremos al secreto profesional.

Con respecto a la investigación, se halla regulada por rigorosos códigos éticos y deontológicos para adultos, menores y ancianos, independientemente de su capacidad racional o expresa.

Con respecto a la donación y extracción de órganos, diferiremos pacientes con deseos de ser donante al especialista en esta patología, notificando cualquier problema o cambio de situación en la misma al paciente o sus representantes legales. Realmente, en nuestro medio, la extracción de órganos la efectúan coordinadores que actúan de mediadores entre los cirujanos y anestesistas.

8. Investigación y Desarrollos Futuros

En ensayos clínicos se ha demostrado una relación entre el porcentaje del índice subjetivo de diuresis, que es la cantidad de orina en la que disminuyen los signos y síntomas de la IRA, y el piso de natriuresis, que usualmente se sitúa entre los 100 y 190 meq. de sodio. Una observación amplia en la tendencia de las últimas ICU de alto nivel de desarrollo clínico es el número considerable de pacientes con IRA que requieren diuresis. Una publicación reciente mide el índice diurético en una cohorte grande de pacientes post-cirugía cardiorrespiratoria, mostrando que la fórmula matemática predijo el índice de mortalidad, pero soportaron el uso de un diagnóstico clínico o focos gravedad funcional para determinar el tratamiento. Se estiman futuros estudios e investigaciones acerca del tema para concretar tratamientos más eficientes en este manejo de pacientes.

9. Conclusiones y perspectivas futuras

Para resumir, diremos que el fracaso renal agudo es una entidad de alta prevalencia que presenta una significativa morbimortalidad y una importante repercusión económica. En base a los resultados, se plantea la hipótesis de que la realización de una ecografía renal y vesical puede realizar un diagnóstico etiológico en un amplio margen de los casos de insuficiencia renal aguda, disminuir el número de ingresos, mejorar el manejo terapéutico del paciente y reducir los costes asociados, lo que a su vez influye de forma significativa sobre el grado de dependencia y de satisfacción de pacientes y familiares.

Definidas las causas de fracaso al no realizar de forma sistemática las pruebas diagnósticas y/o el fracaso clínico en la realización del tratamiento correcto debería tener, en teoría, fácil solución.

Asistencia del paciente con fracaso renal agudo en el área de urgencias

La aparición o el empeoramiento de un fracaso renal agudo (FRA) en el contexto de la urgencia es una señal de que el riñón no está funcionando correctamente. En función de lo descrito con anterioridad, será adecuado recoger datos acerca de la información clínica, tratamientos, pruebas de imagen y resultados analíticos. Por otra parte añadida, será fundamental la orientación diagnóstica y manejo de estos enfermos. También será útil saber qué decisiones previas en la atención al paciente pueden influir en el desarrollo de la insuficiencia renal aguda (IRA) que compartimos con especialistas de otras áreas en esos casos en que sea precisa su valoración.

En último término, es importante conocer lo suficiente de la situación en que el paciente es atendido para poder trazar una aproximación diagnóstica y una correcta adaptación del tratamiento que permita el alta del individuo a sus domicilios o el traslado a la respectiva área asistencial. También se debe plantear, como tema transversal, si debe lograrse por sí misma un área de urgencias específica, capaz de atender cualquier eventualidad de forma eficaz sin precisar una infraestructura excesiva respecto a procesos poco frecuentes.

1. Clasificación de fracaso renal agudo

El fracaso renal agudo (FRA) es un importatísimo problema de salud pública en ámbito hospitalario y prehospitalario. Su incidencia ha ido en progresión en los últimos años. En el caso concreto del paciente crítico, según los datos del registro europeo Canadian (SOAP), confirmaron que existía FRA en torno al 67% de los pacientes sometidos a soporte circulatorio, con una incidencia que oscila entre el 20% y el 50% en los enfermos graves. Dependiendo del tipo de paciente y del tipo de factores predisponentes, el fracaso renal agudo se puede producir precoz o tardíamente, usando el tiempo de presencia tras empezar la lesión. Así, algunos autores hablan de fracaso renal agudo inmediato (por una hipoperfusión tisular prolongada o intensa que destruya la célula rápidamente), cuando se produce 1-2 días después, o si no, de tiempo órgano-específico, que podrían ir desde 3-7 días, según el tiempo en relación al inicio de la lesión.

Los paradigmas para definir el fracaso renal agudo se han ido modificando a lo largo de la historia, en el último siglo ha cambiado notablemente. En cuanto a su origen, el FRA era en su gran mayoría prerenal, por lo que la disfunción era de origen reversible.

Con el tiempo y los avances, comprobamos que dicha lesión era funcional aunque de forma reversible. Tal y como se estima la situación en la actualidad, es debida a una estructura anatómica. Finalmente, decir que aunque la hemodiálisis renal sustitutiva (RRT) es el estándar de tratamiento en muchos casos, quedan muchos aspectos a descubrir, como por ejemplo el momento más oportuno, la forma continua o intermitente, el tipo de membrana, etc.

A pesar de las conquistas logradas en el ámbito de la salud pública, las tasas de mortalidad y las discapacidades secundarias a enfermedades críticas y a tratamientos intensivos son todavía inaceptables. El fracaso renal agudo (FRA) o lesión renal aguda (AKI) se encuentran entre las patologías más devastadoras y con baja probabilidad de recuperación.

2. Prevalencia en el área de urgencias

En los últimos 10 años, la frecuencia de diagnósticos de fracaso renal agudo se ha incrementado. Sin embargo, la variabilidad geográfica, asistencial y temporal en el grado de insuficiencia renal aguda es muy amplio. Incluso en series prospectivas, las tasas de incidencia en los pacientes ingresados en unidades de cuidados intensivos oscilan entre 6-11,3%, y en los pacientes hospitalizados, entre un 7,3-12%.

Además, estos datos no incluyen ni caracterizan a los pacientes que han presentado un fracaso renal agudo en la asistencia previa al ingreso hospitalario, que supone un tercio de los casos en series autóctonas.

En los Servicios de Urgencias, alrededor de un 10% de los pacientes no críticos evaluados presentan insuficiencia renal aguda, e incluso en la evaluación de pacientes por una fractura de cadera, un 4% presentan un descenso agudo en la función renal, aunque evidentemente, existe gran variabilidad en dependencia del tipo de hospital y de la definición utilizada.

En otros ámbitos extrahospitalarios, en España se ha descrito en casi un tercio de los pacientes con infarto agudo de miocardio, que presenta una prevalencia de más del 5%, algunos de los cuales con descompensación cardíaca no reconocida.

Precisamente, la variedad de situaciones y pacientes atendidos en los entornos extrahospitalarios se refleja en la inmensa cantidad de causas y factores desencadenantes, y en la relación que mantienen con sus consecuencias fisiopatológicas y clínicas. En los pacientes ingresados por fracaso renal agudo, han sido estudiadas distintas variables de los pacientes con insuficiencia renal aguda: como el tratamiento con IECA, la hiperpotasemia, la existencia de alteraciones electrolíticas y el retraso diagnóstico, que previsiblemente ambos relacionados, se asociaron independientemente a la mortalidad global y específica por insuficiencia renal aguda.

3. Breve reseña a la fisiopatología del fracaso renal agudo

Para entender la fisiopatología del fracaso renal agudo, es fundamental recordar que el riñón es un órgano complejo que consta de estructuras hemodinámicas (glomérulo y porción aferente y eferente del túbulo), células epiteliales (nefrocito), células endoteliales (que recubren los capilares intersticiales) y también un importante aparato de interacción con el sistema nervioso, especialmente simpático. Consideramos que es más lógico dividir la fisiopatología en dos aspectos hemodinámicos: por un lado, el flujo o presión de filtración glomerular, y por otro lado, la resistencia fotoclásica que incluye la resistencia no adrenérgica.

El fracaso del riñón como órgano depurador se suele atribuir a una disminución del flujo sanguíneo efectivo, suponiendo siempre una nefrona algo menos bien perfundida. La anormalidad inicial de la insuficiencia renal aguda es precapilar en forma de vasoconstricción, atrofia del glomérulo y retroperfusión glomerular en la mayoría de los modelos animales.

Desde el punto de vista de la filtración propiamente dicha, es decir, antes del túbulo, tenemos los siguientes factores condicionantes: 1) Filtración glomerular. 2) Segundo filtrado (ultrafiltrado del túbulo proximal). 3) Condiciones humorales que alteran la eficiencia de la reabsorción en los diferentes segmentos del túbulo. 4) Alguna barrera que explique que hay presiones de filtración que previenen la degeneración del líquido tubular y favorecen una limitada pérdida de líquido fácilmente recuperable.

4. Mecanismos de lesión renal en el contexo de urgencias

La fisiopatología de la lesión renal aguda es la misma independientemente de la etiología subyacente, incluyendo el fracaso renal prerrenal o los distintos tipos de fracaso renal intrarrenal. No obstante, es motivo de interés para el conocimiento de los posibles mecanismos de la lesión que se pueden derivar de la causal subyacente a tal lesión.

La isquemia aguda, la fiebre o la sepsis provocarán vasoconstricción arteriolar mediante la adhesión de células endoteliales vasculares, lesión endotelial y trombosis en los capilares, obviando la acción del flujo laminar sobre las células del endotelio, conduciendo a la activación de la producción reactiva de especies de oxígeno (ROS) como superóxido.

En los casos de insuficiencia cardiaca, la disminución del volumen minuto cardiaco puede resultar en una reacción compensadora: el aumento de las catecolaminas circulantes con la consecuente vasoconstricción arteriolar renal.

Las lesiones directas al aparato secretor renal o al parénquima, como por ejemplo los nefrotóxicos, suponen el 35% de los casos de FRA, de los cuales el 12% podrían poner en peligro la vida. Los pacientes mayores de 60 años son los que con mayor frecuencia presentan estas causas. Por otro lado, la vía tubulo-intersticial supone el 67-70% de las causas de FRA intrarrenales. En el contexto de urgencias, la FRA intrarrenal predomina y su origen principal es el daño tubular agudo (DTA). Nuestro objetivo es tratar de hacer un análisis detallando las diferentes causas, mecanismos de acción y consecuencias del daño tubular agudo en cualquiera de sus formas supone en el marco de la patología aguda en urgencias.

5. Factores de riesgo y desencadenantes

Las principales causas que han llevado al paciente a urgencias en el momento de su inclusión son HTA (75%) y demás factores de riesgo cardiovascular (100%), tales como diabetes, dislipemias y obesidad. Coinciden y empatan los resultados observados por distintos investigadores.

En cuanto a estos factores de riesgo, al comparar la presencia de factores de riesgo cardiovascular entre los fracasos renales agudos de origen vascular y parenquimatoso, observamos que hay un excelente balance entre ambos. Por último, destacar el trasfondo evolutivo de la enfermedad vascular presente en los pacientes.

6. Evaluación clínica y diagnóstico en urgencias

Los cuadros de "fracaso renal agudo" (FRA) constituyen un problema corriente en los servicios de urgencias. Ello se relaciona principalmente con tres aspectos: el cambio de los factores fisiopatológicos determinantes, la incorporación al grupo de riesgo de la población más politraumatizada, polimedicada y posiblemente malnutrida, así como a la posibilidad de que el paciente renal crónico agudice sus lesiones o padezca una súbita lesión funcional superimpuesta.

La medición analítica de los productos de deterioro es la manera más usual de evidenciar de modo temprano la disminución de la tasa de filtración. Niveles "normales" de iones séricos, glucemia o creatinina no descartan la posible lesión renal que sólo puede ser demostrada por la disminución del aclaramiento de cualquiera de tales productos.

La detección precoz del "FRA" posibilita la instauración inmediata del tratamiento más adecuado y el correcto abordaje de la causa desencadenante. Ambos aspectos redundarán en el mayor beneficio para el ciudadano y en una eficaz utilización de los recursos asistenciales.

A pesar de lo señalado, es frecuente hallar al paciente que ha presentado un cuadro de "FRA" en la etapa preterminal o terminal de la enfermedad, como resultado tanto de la urgencia de diagnosticar una causa tratable como del subjetivo compromiso del estado clínico del paciente que condena a situaciones subóptimas en cuanto al manejo de los líquidos y en la aplicabilidad de procedimientos específicos. Es por ello el objetivo principal de este trabajo revisar las estrategias diagnósticas, terapéuticas y pronósticas ofrecidas a nuestros pacientes con "FRA".

Disponemos de distintos procedimientos e instrumentos para conocer de manera precisa los elementos clínico-analíticos mínimos imprescindibles para posibilitar una correcta decisión abordando el FRA, pero hemos de saber cuáles son los indicados de acuerdo con la situación clínica del paciente además de cómo manejar los líquidos y los signos vitales a nuestro alcance. Hemos de familiarizarnos también con las distintas presentaciones del cuadro tanto en su etiopatogenia como en su evolución y con las particularidades pronósticas y terapéuticas de cada uno de los subgrupos de pacientes (diabéticos, postquirúrgicos, politraumáticos, etc.).

Como médicos de atención en urgencia somos los primeros en diagnosticar de manera definitiva el cuadro y proponer el tratamiento adecuado, por lo que estudiaremos el FRA en profundidad basados en una serie de publicaciones recientes dentro de guías prácticas en este campo, porque hemos de adelantarnos a situaciones preterminales o subóptimas como los habituales cuadros tóxicos graves, manejo de los líquidos.

7. Historia clínica y examen físico

La anamnesis y la exploración física rigurosas son la base de un correcto diagnóstico. Los datos clínicos que orientan hacia el diagnóstico son: disuria, polaquiuria, pulso miccional cortado y sensación de gravedad encima de la sínfisis púbica, generalmente acompañada de un fondo de malestar general.

En las personas de edad avanzada, estos síntomas pueden no tener relevancia. La agudización de los síntomas supone casi siempre una pielonefritis con escalofríos, fiebre, lumbalgia brusca y más o menos intenso nivel de toxemia.

La orina tiende a presentar un aspecto normal o quizás turbio por la abundancia de leucocitos, o a veces con eritrocitos si hay cálculos o litiasis renal; probablemente el pH esté próximo a la neutralidad o ligeramente alcalino, y la densidad a la normalidad del día y la noche.

Históricamente, el concepto de recepción y valoración sistemática de los datos de la historia clínica se ha realizado en medicina desde hace varios siglos. Tan antiguo y claro es este hecho que sus orígenes resultan difíciles de determinar.

Sin embargo, se sabe que las primeras manifestaciones escritas sobre este tema corresponden a la escuela de Cos (griegos, siglo V a. C.), con escritos como el Tratado del pronóstico y varios tratados sobre semiología, entre los que cabe destacar el "pus" o Tratado sobre aquello que manifiesta un pobre aspecto. En todos ellos está presente el concepto de essentialismo (el médico deducía la constitución patológica del enfermo a partir del conocimiento de las propiedades características de las enfermedades en general). Sin embargo, las primeras manifestaciones explícitas sobre el concepto de recepción clínica son de tipo deducido y se basan en la existencia de oráculos que desempeñaron el papel de médicos en diferentes papiros y textos de la antigüedad.

8. Pruebas de laboratorio en urgencias

Existen pruebas de laboratorio que pueden ayudarnos a identificar la causa del FRA. En nuestro medio, sabemos que la primera causa es la hipovolemia.

Se han descrito numerosos marcadores que intentan demostrar la presencia de hipovolemia, como la elevación del hematocrito o de los niveles de hipertensina renina y del péptido natriurético cerebral (BNP). Últimamente, se ha descrito que el cociente entre la concentración plasmática de lactato y creatinina puede predecir la respuesta a la carga de volumen, con una buena sensibilidad y especificidad.

La medición de la osmolaridad sérica y urinaria puede ser de ayuda. Así, una osmolaridad elevada con bajo sodio urinario sugieren causas exógenas de osmoles, como el etilenglicol, el metanol o ciertos glucósidos.

Una osmolaridad normal con osmolalidad urinaria baja sugiere hiponatremia dilucional con una ingesta masiva de líquidos sin pérdida renal de agua libre, lo que caracteriza a la polidipsia primaria o secundaria.

9. Líneas generales de tratamiento en urgencias

A su llegada a urgencias, el manejo habrá de individualizarse según la etiopatogenia y nexo temporal. Resumiendo, se establecen dos escenarios clínicos donde la estrategia es diferente:

9.1.- En el caso de la situación de contexto prerrenal debida a manifiesto descenso del gasto cardíaco, proponemos las siguientes medidas:

- Colocación de una vía periférica para administración de solución salina isotónica y, salvo que, en virtud de la historia, se disponga de otra medida eficaz para conseguir restituir el volumen circulante óptimo, debe infundirse a dosis de 20 cc/Kg de forma rápida, pudiendo en ocasiones llegar a aminas cardiotónicas.

- Otras causas de fracaso pre-renal agudo requieren tratamiento inespecífico, si no se ha demostrado que respondan a tratamiento específico (disfunción adrenal tras cese de tratamiento con corticoides exógenos, p. ej.).

En general, todas las causas precisarán tratamiento etiológico, rehidratación y corrección de la hipoperfusión para evitar riesgos derivados del fracaso renal agudo.

9.2.- En el caso del fracaso renal agudo por lesión parenquimatosa aguda:

- Mantenimiento de medidas de carácter personal e higiénico, preferentemente en planta de nefrología.

- Evitar depleción de volumen circulante mediante el manejo de la medicación (evitar diuréticos) y corrección de la depleción en todos sus aspectos; esto incluye medidas dirigidas a la enfermedad o motivo subyacente.

10. Medidas de soporte y estabilización inicial

El manejo adecuado del estado hemodinámico en pacientes con diagnóstico de FR ha demostrado ser una de las piedras angulares en el manejo de la enfermedad. La clave está en aplicar soporte hemodinámico en los pacientes que lo requieran, sin embargo, siempre existe el riesgo del exceso de líquidos con la resistencia o ausencia del aumento en el gasto cardiaco, por lo que se recomienda el manejo de los pacientes con FR según su flujo sanguíneo, función cardiaca e intratorácico mediante el protocolo hemodinámico descrito anteriormente.

Dicho manejo incluiría la administración de bolos intravenosos, quizás transfusiones de algunas unidades de glóbulos rojos y fármacos endovenosos u otros dispositivos que permitan un control agresivo, secuencial y tendente a la normalidad del equilibrio entre oxígeno y demanda metabólica celular. Entre los fármacos, en pocos casos en función del entorno, sobre todo si el paciente es atendido por nefrología o en UCI, se ha descrito cierto interés en el uso de la dopamina ya que pese a no evitar la revascularización de la hipoxia renal, sí parece que puede producir una vasodilatación selectiva del lecho renal tanto a nivel cortical como medular, por lo que algunas dosis podrían mantener una presión de perfusión renal adecuada en ciertos pacientes hipovolémicos.

Se ha señalado en repetidas ocasiones que la presión arterial es un potente y único factor en el desarrollo de esta compleja patología, debida a la alta necesidad de oxígeno de las células tubulares y la hipoxia asociada a un flujo no suficiente. Esta necesidad de un flujo adecuado explica el aumento de FR que se produce al perderse una concentración efectiva de transportadores, sufrir disfunción mitocondrial, etc., por lo que un adecuado control de la perfusión renal puede ayudar a disminuir el FR.

Esto tendrá implicaciones claras en la instauración temprana de protocolos de soporte hemodinámico central, microvascular e intracelular, con unas medidas iniciales de estabilización como tratamiento de la hemorragia o parada cardiorrespiratoria, reposición de líquidos, control de la tensión arterial o disminución directa de la presión intratorácica.

11. Complicaciones y pronóstico del fracaso renal agudo en urgencias

Las complicaciones más inmediatas del fracaso renal agudo son la acumulación de fármacos con nefrotoxicidad, la hiperpotasemia, la acidosis metabólica, la uremia, la leucocitosis, la hiperlactacidemia y sus desajustes inflamatorios asociados, el edema intracelular y la pérdida de reflejos fisiológicos y endocrinos que afectan distintos órganos.

La coexistencia con patología cardiopulmonar, el efecto sobre varios procesos inflamatorios y la frecuente afectación neurológica complicarán mucho su evolución.

El efecto inotropo positivo del calcio sobre el miocardio disfuncionante y sus otras propiedades pueden ser de útil valor añadido para tratar la arritmia, la hipotensión o la acidosis aguda, especialmente si coexiste hiperpotasemia.

La corrección de hiperpotasemias graves (k≥6,0 mEq/l) es la prioridad ante la evidencia irrebatible de una relación inversa con resultados terapéuticos y la progresión de la gravedad. En cuanto a la magnitud del descenso, solo en algunos modelos experimentales el mitocondria se lesiona con concentraciones elevadas de potasio (K), teniendo en cuenta que hasta el 300% del k extracelular se dirige hacia el líquido intracelular por acción de la insulina y de las catecolaminas.

El tratamiento combinado con bicarbonato y con o sin insulina se usa para antagonizar esta entrada, y es mejor con la perfusión simultánea de glucosa y de adalat.

12. Complicaciones agudas y crónicas

12.1.- Electrolíticas, tensionales y hemodinámicas. Constituyen la causa más frecuente de muerte. Según la causa, se actuará sobre el origen de las mismas. Hay que controlar periódicamente las cifras de sodio, potasio y calcio plasmáticos así como otras determinaciones que el caso aconseje (Cloro, Magnesio, PCR, etc.). La valoración hemodinámica cuidadosa en un medio adecuado interpretado con la semiología y los datos analíticos cercanos, así como bibliografía actualizada, sobre todo en afecciones específicas como el daño miocárdico inducido por isquemia, fármacos o tóxicos.

12.2.- Anemia, inmunodepresión y trastornos del equilibrio ácido-base. Se refuerza lo anteriormente citado. Existen aplicaciones informáticas, portátiles e incluso online para la valoración ácido-base, pero no suponen el conocimiento adecuado de la semiología de las diferentes entidades.

12.3.- Abordaje de las complicaciones hemorrágicas, trombóticas y trombolíticas. El tratamiento de las mismas corresponde al hematólogo excepto el coagulopatía de consumo, ya que en el contexto del fracaso renal agudo, supone un signo clínico más que un síndrome hemorrágico diferenciado.

12.4.- Complicaciones infecciosas. La causa más frecuente de sepsis en los pacientes que ingresan en las UCI de cualquier procedencia es el abdomen agudo y por tanto, también en los provenientes de urgencias. Son responsabilidad del médico responsable identificarlas precozmente debido a que el espectro clínico del fracaso renal agudo dificulta la diferenciación.

12.5.- Nefrotoxicidad inducida por medios contrastados y manipulaciones invasivas. En ocasiones se utiliza para el diagnóstico el empleo de fármacos contrastados nefrotóxicos, lo que obligará en estos, a un control general del medio interno que normalmente puede desplazar un IRC preexistente o favorecer el surgimiento de uno nuevo. Otro aspecto que no se puede olvidar, es que persistentes hemodinámicas inadecuadas, en ocasiones aducidas a "shock séptico refractario" están conjugados con una insuficiencia de drenaje urinario debido a una nefropatía de presión.

13. Factores predictivos de evolución y desenlace

La elevación de la creatinina por encima de 1,5 veces su valor basal parece ser predictora de mala evolución del IRA. Incluso cuando se establecen valores determinados de elevación de creatinina (que depende de la metodología y condiciones analíticas de cada laboratorio), la sensibilidad y especificidad son limitadas.

La aparición de oliguria suele preceder al aumento de la creatinina, aunque puede ser transitoria en el contexto de la administración de grandes volúmenes de suero fisiológico y disminuir cuando se aumentan las dosis de fármacos nefrotóxicos, como los IECA y los AINE. Suele tener un valor pronóstico.

14. Estrategias de mejora en la atención en urgencias

De acuerdo a las mejoras para una atención médica más eficiente en urgencias, sería útil aconsejar la sistematización de los procedimientos clínicos, que sean consensuados por todos los implicados, con un sistema simplificado para el diagnóstico o cribado de FRA, con el tratamiento específico de la hiperpotasemia, con el adecuado ingreso en la cartera de servicios dentro de un programa para poder aplicarse por igual en todos los centros médicos que atienden pacientes y definir los criterios de manera prioritaria, con el ingreso hospitalario cuando proceda.

15. Formación y capacitación del personal de urgencias

La correcta identificación de los pacientes en riesgo de desarrollar insuficiencia renal aguda (IRA), su correcto manejo y su derivación a la consulta de nefrología e ingreso en caso necesario pueden reducir su morbilidad y mortalidad.

El personal de urgencias debe valorar la predisposición a desarrollar la IRA mediante la historia clínica, exploración general y evaluación de la funcionalidad de diferentes órganos. La exploración física debe incluir valoración cardiovascular (constantes vitales, tensión arterial, llenado capilar, signos de insuficiencia venosa yugular o periférica), pulmonar (evaluar patrón respiratorio, auscultar campos) y abdominal (evaluar presencia o dolor en sepsis abdominal, ingesta hídrica, datos de consolidación, derrame pleural, hepatomegalia, hipocondrio doloroso o enfisema subcutáneo, anuria u oligoanuria), además de la existencia de signos externos (aumento de edemas, febrícula).

Se debe valorar la tendencia evolutiva de los filtros, la presencia de vías, obstrucción de las mismas o PRC (pre-renal, renal, post-renal).

Ciertos pacientes se consideran con predisposición a desarrollar IRA (anomalías anatómicas, filtrado glomerular disminuido, patología médica previa o tratamiento previo).

El personal sanitario debe ser cuidadoso y preciso en la preparación de la medicación (identidad, dosis, lugar de aplicación, momento de administración) y aclarar las posibles dudas del paciente, facilitándole información sobre la medicina en sí, signos de reacción adversa, mecanismo de acción, problemas gastrointestinales.

16. Consideraciones éticas y legales en urgencias

Como regla general, siempre que la persona esté en condiciones de expresarlo, se le preguntará su voluntad. Si responde afirmativamente, se entiende que otorga su consentimiento (lo cual es voluntario, informado y con capacidad). Si el paciente se niega, esa negación es absolutamente 'sine qua non'.

Si el paciente está incapacitado o bajo algún grado de riesgo para sí mismo (lo que implica que no tiene capacidad), actuará su representante legal. A su vez, si el representante del enfermo se negara, entonces tendrá que decidir un juez.

Debe plantearse cuál es el rol de los médicos según el Código de Ética Médica. La regla es ser firme representante de los derechos del enfermo, respetar sus reglas de autonomía e informarle sobre las conductas a seguir. Además, el 46º Congreso Médico Mundial (11 de octubre de 1994) aprobó la Declaración de Ginebra revisada en 1994. En el principio IX "Elecciones para el Cuidado Médico del Paciente" establece que "el médico tiene el deber de velar por el interés de los pacientes y por su salud. Insistirá para que obtengan la mano del mismo u otro colega".

En relación con "El Consentimiento Libre e Informado" están detallados de qué manera se debe explicitar el consentimiento informado. En el artículo 46, indica que el paciente es el fuente de información ética de cualquier médico y así, a la hora de tutelar al paciente en su autonomía sin exponerlo a ningún riesgo, el médico tomará su consentimiento informado previo y tomará en cuenta su opinión.

El médico de urgencias siempre tiene que ser realista en cuanto a sus decisiones, intentando suprimir las connotaciones puramente emocionales de la situación, sin por ello caer en la deshumanización.

Por un lado, debe ser consciente de los escasos resultados efectivos que puede ofrecer a pacientes muy graves y terminales, y por otro hay que reconocer que una actuación deficiente en cuanto a la petición de las pruebas necesarias para un diagnóstico y tratamiento correctos o una falta de información y comunicación pueden suponer para el paciente un retraso en la toma de decisiones que favorezca el planteamiento de malas prácticas por parte de otros profesionales no preparados para el caso.

Las solicitudes de pruebas costosas y agresivas, en ocasiones sin una clara utilidad diagnóstica o terapéutica, erigen al médico de urgencias como jugador destacado del consumo de recursos sanitarios, siendo lógico en el marco de actitud vitalista que suele caracterizar el ejercicio de la medicina en una situación no ideal para la actitud conservadora frente al paciente críticamente enfermo en situaciones de recursos limitados.

Los servicios de urgencia españoles, y en general de los países de nuestro entorno, toman como base legislativa el Código Deontológico del Médico, el Documento de Instrucciones Previas (testamento vital), además de otras políticas propias de cada hospital que dispongan de unidades específicas de esta situación de los pacientes. La Declaración sobre el Derecho del Paciente al Consentimiento, adoptada por las organizaciones pertenecientes a la Asociación Internacional del Consejo de Médicos (CIDCP) en 1981, es el marco fundamental de los contenidos de las reglas y las regulaciones nacionales y es de gran interés para el juicio de las declaraciones dadas por las organizaciones nacionales miembros de la CIDCP.

17. Campos de investigación y avance en urgencias

Los resultados obtenidos en los estudios más recientes podrían hacer necesaria la reevaluación de los hallazgos que indicaban que cuanto menor sea la afectación de la insuficiencia renal, el pronóstico será mejor. Proponemos estudios prospectivos diseñados a tal fin. Los enfermos ingresados en Urgencias presentan mayor gravedad clínica que los no ingresados.

Los datos epidemiológicos recogidos durante las últimas décadas son muy variados debido a la metodología y definición empleadas. Desde el año 2004, se ha estandarizado más la definición de esta enfermedad y han surgido datos de grandes registros y bases de datos estatales.

Otra consideración importante es matizar si el ámbito es comunitario u hospitalario, e incluso si se trata de unidades de críticos. La IRA adquirida en la comunidad se debe en un 70% a causas prerrenales y en un 17% a obstructivas. La IRA complica más del 5% de todos los ingresos hospitalarios y hasta una tercera parte de los pacientes que ingresan en unidades críticas. Si utilizamos los criterios RIFLE, el porcentaje puede elevarse hasta un 20% de todos los pacientes hospitalizados; casi siempre en el contexto de isquemia, sepsis, fármacos y contrastes yodados.

En unidades de críticos, la causa suele ser multifactorial y se relaciona con fallo multiorgánico. En conjunto, más de la mitad de los casos se deben a IRA prerrenal, un 40% a IRA renal o parenquimatosa y un 5% a IRA postrenal.

La mortalidad es muy variable: oscila desde el 15% en la IRA de la comunidad a más del 50% de los que precisan tratamiento sustitutivo en UCI.

Aún en nuestra era moderna y en los países desarrollados la mortalidad permanece alta, a pesar de los avances tecnológicos y el desarrollo de nuevos medicamentos. La mortalidad varía entre 20 y 80%, dependiendo de la causa de la IRA, la forma clínica y la severidad.

De los que sobreviven, alrededor de la mitad de los pacientes recupera completamente la función renal y la otra mitad tiene recuperación incompleta de la función renal o progresa a enfermedad renal terminal. Aproximadamente 5% de los pacientes no recuperan la función renal.

18. Conclusiones

En conclusión, la insuficiencia renal aguda es una entidad clínica que se presenta en pacientes hospitalizados, en pacientes de UCIs y sometidos a cirugía mayor y que aún en nuestra era moderna y en los países desarrollados la mortalidad permanece alta, a pesar de los avances tecnológicos y el desarrollo de nuevos medicamentos.

Así mismo, solo aproximadamente 50% recuperan la función renal completamente. La severidad de la IRA indicada por la necesidad de diálisis, es una variable asociada con mayor mortalidad.

Por estas razones, es necesario considerar todas las medidas preventivas necesarias a fin de reducir su incidencia.

Anexos

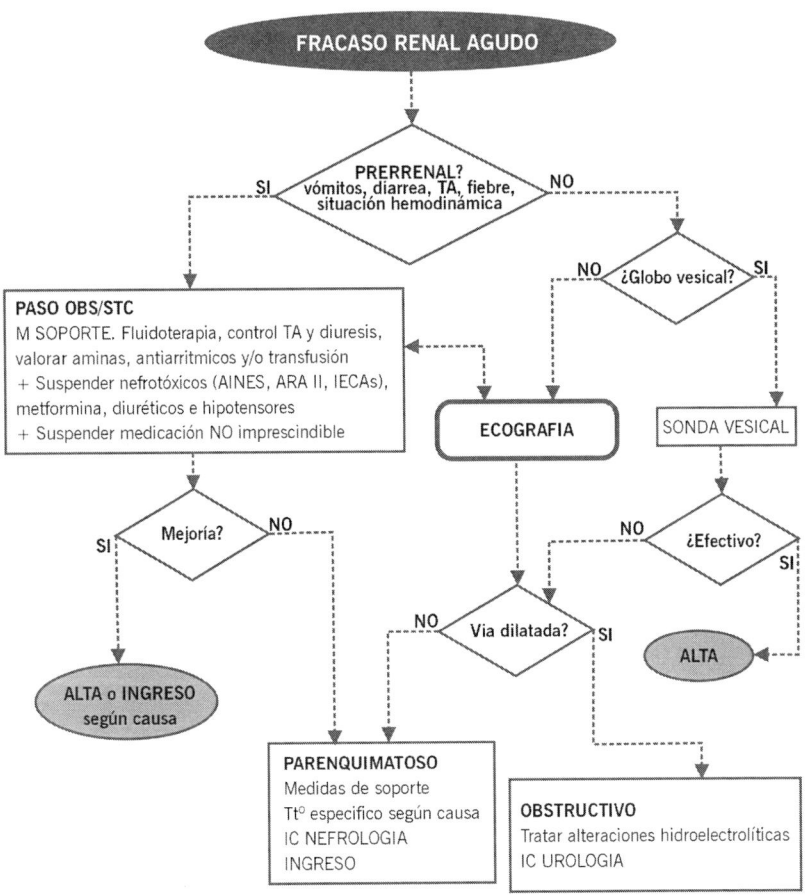

FRACASO RENAL AGUDO

SI ← PRERRENAL? vómitos, diarrea, TA, fiebre, situación hemodinámica → NO

NO ← ¿Globo vesical? → SI

PASO OBS/STC
M SOPORTE. Fluidoterapia, control TA y diuresis, valorar aminas, antiarritmicos y/o transfusión
+ Suspender nefrotóxicos (AINES, ARA II, IECAs), metformina, diuréticos e hipotensores
+ Suspender medicación NO imprescindible

ECOGRAFIA

SONDA VESICAL

SI ← Mejoría? → NO

NO ← ¿Efectivo? → SI

NO ← Via dilatada? → SI

ALTA

ALTA o INGRESO según causa

PARENQUIMATOSO
Medidas de soporte
Tt° especifico según causa
IC NEFROLOGIA
INGRESO

OBSTRUCTIVO
Tratar alteraciones hidroelectrolíticas
IC UROLOGIA

INSUFICIENCIA RENAL AGUDA
Descripción general de la enfermedad
Orientación clínica y manejo en Urgencias